Naturheilrezepte für den Hausgebrauch

Hans Lackner HP

Naturheilrezepte
für den Hausgebrauch

Bibliografische Information der Deutschen Nationalbibliothek:
Die Deutsche Nationalbibliothek verzeichnet diese Publikation in der Deutschen
Nationalbibliografie; detaillierte bibliografische Daten sind im Internet über
< http://dnb.d-nb.de > abrufbar.

© 2008 Hans Lackner HP
Satz, Umschlagdesign, Herstellung und Verlag: Books on Demand GmbH, Norderstedt
ISBN: 978-3-8334-7526-9

Inhaltsverzeichnis

Vorwort

Trotz unserer heutigen, oftmals unbefriedigenden Zustände im sozialen und beruflichen Bereich, die nach jeder Richtung viel zu wünschen übrig lassen, ist es dennoch möglich, sich einen relativ hohen Grad von Gesundheit und Wohlbefinden zu sichern.

Dieses Buch soll Ihnen, liebe Leserinnen und Leser, zeigen, dass Krankheiten und Schwächen durch die wahrhaft großen Möglichkeiten der Naturheilmethode behandelt sowie sicherer, einfacher und schneller in Heilung überführt werden können. Durch die Anwendung einer naturgemäßen Lebensweise fällt es nicht schwer, körperlichen Störungen vorzubeugen, ihren Ausbruch zu verhindern oder Symptome zu bessern.

Dennoch sei an dieser Stelle darauf hingewiesen, dass Sie bei Beschwerden unbedingt Ihren **Hausarzt** oder die Mediziner einer **Klinik** konsultieren sollten. Ich habe die Rezepte und Tipps dieses Buches sorgfältig geprüft und vielfach erfolgreich in der Praxis angewandt. Eine Gewähr für ihre Heilwirkung und für die individuelle Verträglichkeit der Inhaltsstoffe sowie die fachgerechte Anwendung kann jedoch nicht von mir übernommen werden.

Hans Lackner

1. Haustee-Rezepte

1.1 Abwehr – Infekt

Eukalyptus, Thymian, Isländisch Moos und Zinnkraut zu gleichen Teilen mischen und 1 Esslöffel auf ¼ Liter Wasser kalt ansetzen. Kurz aufkochen und 2 Minuten ziehen lassen. Mit 1 Teelöffel gutem Bienenhonig süßen. Täglich 4 Tassen möglichst heiß trinken.
Indikation: Schnupfen, Mandelentzündung und Rachenkatarrh. Zur Vorbeugung und Stärkung der Widerstandskraft in Grippezeiten einige Wochen lang täglich 2 Tassen trinken.

1.2 Abwehr – Schwitzkur

Lindenblüten, Holunderblüten und Wollkrautblüten zu gleichen Teilen mischen. 3 Teelöffel mit ½ Liter Wasser überbrühen, 2 Minuten ziehen lassen und mit 3 Teelöffeln gutem Bienenhonig süßen.
Indikation: Zur Steigerung der körpereigenen Abwehrkräfte und Entgiftung, bei Erkältungs- und Grippalinfekten.

1.3 Adernverkalkung

Graswurzel	10 g
Lavendelblüten	10 g
Fünffingerkraut	10 g
Mistel	20 g
Silbermantel	20 g
Schlehdornblüten	25 g
Meisterwurz	25 g

Auf 1 Tasse Wasser nimmt man 1 Teelöffel dieser Kräutermischung. 1 Minute sieden, 3 Minuten ziehen lassen, abseihen und 3 Tassen täglich schluckweise trinken.

1.4 Allergie

Spezielle Pollen-Teemischung:

Brombeerblätter	40 g
Kamille	25 g
Holunderblüten	10 g
Wacholderbeeren	
Lavendel	5 g
Ringelblumenblüten	
Thymian	

2 Teelöffel Teemischung auf ¼ Liter Wasser im Heißaufguss. 3 Wochen lang dreimal täglich 1 Tasse trinken. 1 Woche aussetzen. Dann wieder 3 Wochen lang trinken.

1.5 Appetitlosigkeit

Kardobenediktenkraut	30 g
Wermut	30 g
Tausendguldenkraut	30 g

½ Teelöffel der Kräutermischung mit 1 Tasse heißem Wasser übergießen, 10 Minuten ziehen lassen. Täglich schluckweise ½ Stunde vor jedem Essen eine Tasse trinken.

1.6 Blähungen

Kümmel	20 g
Anis	20 g
Fenchel	20 g
Dillsamen	20 g

Die Kräuter in einer Kaffeemühle mahlen. 1 Teelöffel der Kräutermischung in eine Tasse geben und mit kochendem Wasser überbrühen, 15 Minuten ziehen lassen und abseihen. Nach jeder Mahlzeit 1 Tasse trinken. Bei gestörter Magensaftbildung kann noch Wermut, bei Verstopfung ein Abführmittel wie Sennesblätter zugesetzt werden.

1.7   Blasenentzündung

Maisgriffel	20 g
Käsepappel	20 g
Birkenblätter	20 g
Bärentraubenblätter	50 g

1 Teelöffel der Kräutermischung in eine Tasse geben und mit kochendem Wasser übergießen, 25 Minuten ziehen lassen, abseihen. Öfters am Tag 1 Tasse warm und schluckweise trinken.

1.8   Darmentleerung

Kamille	10 g
Süßholzwurzel	20 g
Brennnesselblätter	20 g
Löwenzahnwurzel	25 g
Schlehdornblüten	25 g
Faulbaumrinde	30 g

Die Kräuter gut mischen, 1 Esslöffel auf ½ Liter Wasser 1 Minute lang sieden, 5 Minuten ziehen lassen, abseihen. Morgens und abends vor dem Essen schluckweise warm trinken.
Indikation: Blähungen, Bauchkrämpfe, Verstopfung.

1.9 Depressionen

Johanniskraut	50 g
Borretsch	50 g

1 Esslöffel der Kräutermischung in eine Tasse mit heißem Wasser geben, kurz aufkochen und 20 Minuten ziehen lassen, abseihen. Dreimal täglich 1 Tasse trinken.

1.10 Grippe, grippaler Infekt

Holunderblüten	20 g
Lungenkraut	20 g
Sonnenhut	30 g

1 Esslöffel der Kräutermischung in eine Tasse geben und mit kochendem Wasser übergießen, 15 Minuten ziehen lassen, abseihen. Öfters am Tag 1 Tasse Kräutertee trinken.

1.11 Herzbeschwerden, nervöse

Hopfen	30 g
Andorn	30 g
Weißdornblüten	40 g

1 Esslöffel der Kräutermischung in eine Tasse geben und mit kochendem Wasser übergießen, 20 Minuten ziehen lassen, abseihen. Abends 2 Tassen schluckweise trinken.

1.12 Lebererkrankungen

Mariendistelfrüchte	50 g
Pfefferminz	30 g

1 Esslöffel der Kräutermischung in eine Tasse geben und mit heißem Wasser übergießen. Zudecken und 1 Stunde ziehen lassen, abseihen. Nach dem Essen jeweils 1 Tasse trinken.

1.13 Magenschmerzen durch Magensäure-Überschuss

Kamille	20 g
Fenchel	20 g
Melisse	10 g
Süßholzwurzel	10 g
Kalmuswurzel	10 g
Käsepappel	10 g

1 Esslöffel der Kräutermischung in eine Tasse geben und mit kochendem Wasser übergießen. Öfters am Tag schluckweise 1 Tasse trinken.

1.14 Magenbeschwerden durch Magensäure-Mangel

Zimtrinde	5 g
Bitterklee	15 g
Pomeranzenschale	20 g
Enzianwurzel	20 g
Tausendguldenkraut	30 g
Wermut	30 g

1 Teelöffel der Kräutermischung in eine Tasse geben und mit kochendem Wasser übergießen, 20 Minuten ziehen lassen. Vor dem Essen jeweils 1 Tasse Kräutertee schluckweise trinken.

2. Therapie

2.1 Abszesse

Eisenkrautkompresse: 1 Esslöffel Eisenkraut in ein Mullsäckchen geben und 3 Minuten in 250 Millilitern Wasser aufkochen. Das warme Eisenkraut in einer sterilen Mullbinde mindestens 1 Stunde lang als Kompresse auf die Wunde legen. Nach dem Trocknen der Kompresse zwei- bis dreimal täglich erneuern.
Durch die Eisenkrautbehandlung heilen Schmerzen, Entzündungen, Infektionen und Hautinfektionen rasch ab; sogar schmerzhafte Herpesbläschen können nach 10 Tagen wieder zum Verschwinden gebracht werden. Die Kompresse bleibt so lange auf der Wunde, bis sie trocken ist, und kann danach sofort gewechselt werden.

2.2 Anämie (Blutarmut)

Ein erprobtes Mittel ist der Saft des Granatapfels (enthält natürliche Östrogene!): 4 Wochen lang täglich 1 Glas trinken.

Zur allgemeinen Stärkung:
150 Milliliter frischen Aloesaft mit 350 Milliliter gutem Bienenhonig und 350 Milliliter Rotwein mischen. Dreimal täglich jeweils 1 Esslöffel davon einnehmen; Dauer der Kur: 2 Monate.

2.3 Bindehautentzündung – Augenschmerzen sowie Augenbrennen

Königskerzenblüten kurz in Wasser aufkochen, ein Leinentüchlein damit tränken und leicht auspressen, die Blüten damit umwickeln. Eine vorzügliche Auflage gegen jegliche Entzündungen der Augen.

Oder: Frisch geriebene Karotten oder Kartoffeln in Gaze einwickeln, leicht auspressen und ca. 15 bis 20 Minuten lang auf die geschlossenen Augenlider legen.

2.4 Eisenmangel

Empfehlenswerte Eisenlieferanten: Kartoffeln, Zwiebeln, Paprika, Tomaten, rote Rüben, Bohnen, Karotten, Buchweizen, Äpfel, Erdbeeren, Weintrauben, Pflaumen, Brennnesseln, Kopfsalat, Spinat, Spargel, Gerste, Roggen, Mais, Linsen, Radieschen.

Oder: 3 Teelöffel pulverisiertes Betonienkraut in 1 Liter guten Rotwein hineingeben, über Nacht stehen lassen, durch Filterpapier seihen und täglich 3 Schnapsgläschen dieser Mischung trinken.

2.5 Ekzeme – rissige, trockene Haut

100 Gramm Ziegenfett im Wasserbad zerlassen, 30 Gramm Quendelpulver darunter mischen und zur Salbe kalt verrühren. Mehrmals täglich die Hautstellen einmassieren.

Oder:

Ziegenbutter	350 g
Wacholderbeeren	350 g
Sanikelpulver	350 g
Kampfer	8 g
Alaun	4 g

Alles gemeinsam im Wasserbad erwärmen, abseihen und in einen Tiegel abfüllen.

2.6 Endogene Fettsucht/Fettsucht I/Exsudativ-lymphatische „Diathese" (Calcium-carbonicum-Typ nach Beuchelt)

Calcium carbonicum D3 Hahnemann
Calcium carbonicum D6
Calcium carbonicum D12
Calcium phosphoricum D6
Silicea D12
Sulfur jodatum D4
Graphites D4
Arsenicum album D6
Kalium jodatum D2
(Calcium carbonicum D15, Stibium sulfuratum nigrum D12,
Aurum chloratum natronatum D8, Sanguinaria D2)

Fettsucht II: 70-prozentiger Hypophysenausfall

Abwehrsteigerung:
Ein Esslöffel frisches Kraut des Sonnenhuts (Echinacea) mit 1 Tasse Wasser als Aufguss zubereiten. Dreimal täglich 1 Tasse trinken.

2.7 Gelbsucht

Pfennigkraut	30 g
Eisenkraut	10 g
Knoblauch	20 g
Steinbrechsamen oder -kraut	10 g
1 Liter Kabinettwein	

Die Kräuter in Wein ansetzen und 48 Stunden stehen lassen, abseihen. 9 Tage lang vor und nach dem Essen jeweils 1 Likörglas voll des Weines trinken.

2.8 Gicht – Beinschmerzen – Ischias – Sohleschmerzen

Bertrampulver	30 g
Ingwerpulver	10 g
Weißes Pfefferpulver	5 g

Die pulverisierten Kräuter mischen und dreimal täglich 1 Messerspitze des Pulvers in 1 Likörglas Petersilie-Honig-Wein (siehe Rezept weiter hinten) geben. Vor den Mahlzeiten 1 Likörglas trinken.

Oder: 2 gehäufte Esslöffel Bertrampulver in 100 Gramm geschmolzenem Eutra- bzw. Melkfett extrahieren, durch ein Tuch drücken und diese Salbe in einem Tiegel aufbewahren. Bei Bedarf drei- bis fünfmal täglich auf die Schmerzstelle auftragen und einreiben.

2.9 Heiserkeit

Dotter von 2 rohen Eiern, 4 Teelöffel feiner Zucker und 1 Esslöffel Cognac mit einem Mixer gut verrühren. Innerhalb ½ Stunde langsam essen, ohne irgendeine Flüssigkeit nachzutrinken. Gegen Abend ist die Stimme in der Regel wiederhergestellt.

2.10 Heuschnupfen

Heuschnupfen-Symptome lindern: Viertelstündlich Zitronenwasser in die Nase einziehen. Eine Zinnkraut-Abkochung ist für Nasenspülungen ebenso gut geeignet.
Ein weiteres altbewährtes Volksheilmittel: Kleine Wattebällchen mit Olivenöl oder mit Johanniskrautöl tränken und in beide Nasenlöcher geben, bevor man ins Freie geht.

2.11 Hodenerkrankung – Hodentumor – Hodenentzündung

Fenchelsamenpulver	15 g
Bockshornkleesamen	45 g
¼ Kilo Butter	

Die Butter im Wasserbad erwärmen und die Kräuter daruntermischen. Die Salbe kaltrühren und abfüllen. Dreimal täglich den Hodensack mit der Salbe vorsichtig massieren.

2.12 Kartoffelwickel

Kartoffeln mit Schale weich kochen, in ein Leinentüchlein legen und mitsamt der Schale zerdrücken. Möglichst warm auflegen. (Vorsicht vor Verbrennungen!)

2.13 Käsepappelpflaster

60 Gramm Käsepappel in ¼ Liter Ziegen- oder Kuhmilch sieden. Wie ein Pflaster und in warmem Zustand über den Abszess binden. Dreimal mit jeweils einem frischen Pflaster wiederholen. Der Abszess wird schnell reif und entleert sich.
Indikation: Abszesse, Entzündungen, Eiteransammlungen sowie Haarwurzel-Entzündungen.

Bei inwendiger oder oraler Therapieform wird auch **Homöopathie** verwendet:
Hepar sulfuris D3, stündlich 1 Tablette, oder **Hepar sulfuris D15**
Myristica sebifera D2 (das homöopathische Messer!)
Belladonna D6 bei akuter Schwellung, Rötung und klopfendem Schmerz
Lachesis D12, 3x10 Tropfen bei Neigung zur Sepsis
Hepar sulfuris Oplx (Komplexmittel)

Diät: Zur Verbesserung der Abwehr und Reaktionsbereitschaft zeitweilig pflanzliche Vollrohkost.

2.14 Kopfschmerzen

Weißen Kristallzucker und pulverisierte Muskatnuss zu gleichen Teilen mischen. Täglich des Öfteren wie Schnupftabak aufschnupfen. Auch zur Vorbeugung einmal pro Tag geeignet.

2.15 Läuse (Kopfläuse)

Wermut	20 g
Sägespäne	20 g
Knoblauch	20 g
¼ Liter Wodka oder Branntwein	

Die Zutaten in Wodka oder Branntwein ansetzen, 1 Woche stehen lassen, abseihen. Die befallenen Stellen gut mit der Mischung beträufeln und einmassieren. Täglich öfters wiederholen.

2.16 Leberwickel

Rizinusöl auf die rechte Brust und Bauchseite tröpfeln, gut einmassieren, mit einer Frischhaltefolie zudecken, ein Handtuch sowie eine Wärmflasche darauf legen. Zweimal pro Woche diese Therapie 2 bis 3 Stunden lang anwenden – sie ist Nahrung für die Leber.

2.17 Lungenstärkung

3 frische, rohe, ganze Bio-Eier vorsichtig in ein Einweckglas legen und mit dem Saft von 12 Zitronen bedecken. Das Glas verschließen, nach 3 Tagen die Flüssigkeit abseihen, 40 dkg Zucker beigeben und umrühren.
Dreimal täglich 1 Esslöffel voll einnehmen, im akuten Fall sogar stündlich.

2.18 Migräne

Bärenwurzpulver	35 g
Galgantpulver	28 g
Süßholzwurzpulver	22 g
Mauerpfefferpulver	15 g
8 Birnen	
8 Esslöffel guten Bienenhonig	

Die Birnen kochen und die überschüssige Flüssigkeit abschütten. Das Pulvergemisch, die gekochten Birnen und den Bienenhonig verrühren. Morgens nüchtern 1 Teelöffel, nach dem Mittagessen 2 Teelöffel und vor dem Schlafengehen 3 Teelöffel einnehmen.

2.19 Milzheilmittel – Leukämie

½ Liter Milch, 3 Eier, 2 EL Dinkelmehl, Pfeffer, ½ Kilo Weizen- oder Dinkel-vollkornbrot, 2 Knoblauchzehen, 2 Esslöffel Kerbel, 1 Esslöffel Dill, 2 Esslöffel Weinessig, 3 Esslöffel Sonnenblumenöl, 2 Teelöffel Salz, 2 Liter Wasser

Die Milch mit den Eiern, dem Dinkelmehl und je einer Prise Pfeffer und Salz verquirlen. Das klein geschnittene Brot in eine Schüssel geben und mit der Milchmischung übergießen, ½ Stunde ziehen lassen. Den Knoblauch und die gehackten Kräuter sowie Essig und Öl unterheben. Den Teig kräftig durchkneten und wenigstens 3 Stunden ruhen lassen. Das Brot muss ganz aufgeweicht sein. Danach Knödel formen und in Salzwasser ¼ Stunde kochen lassen. Die Knödel in einer Fleisch- oder Gemüsebrühe oder zu Fleischgerichten servieren.

2.20 Narben

Narbensalbe: 100 Gramm Eutra- bzw. Melkfett im Wasserbad schmelzen und 20 Gramm Beinwurzpulver unter Rühren hineingegeben. Nach 30 Minuten Rühren 2 Esslöffel Zwiebelsaft hinzufügen und die Masse durch ein Tuch in einen Tiegel seihen. Mehrmals täglich in die Narbe einmassieren. Die Salbe wirkt sehr gut granulationsfördernd, wodurch hässliche Narben mit der Zeit verschwinden.

Auch Johanniskrautöl, auf ein Wattepad geträufelt und über Nacht auf die Narbe gebunden, ist sehr hilfreich.

2.21 Ohrenschmerzen

Ohrenöl: 10 Gramm Baldrianwurzel mitsamt dem Kraut klein schneiden und anschließend pulverisieren. 50 Milliliter Olivenöl 1 Minute lang mit dem Heilkraut kochen, abseihen. Wenn das Öl handwarm ist, 1 Tropfen in das erkrankte Ohr geben.

Indikation: Entzündungen des äußeren Gehörgangs und des Mittelohrs.

Oder: Kamille, Wermut und Raute zu gleichen Teilen kurz aufkochen, 5 Minuten ziehen lassen und des Öfteren 2 Tropfen ins Ohr geben.

Bei Mittelohrentzündung ist der Arzt aufzusuchen, da nur er entscheiden kann, ob die Gefahr eines Trommelfelldurchbruchs besteht!

2.22 Quark- bzw. Topfenauflagen

Ein Tuch mit Quark bestreichen und auf die schmerzende Stelle legen. Wenn der Quark eingetrocknet ist, die Auflage sofort wieder erneuern.

2.23 Rheuma – Arthritis – Parkinson – Gliederzittern

Selleriesamenpulver	60 g
Weinrautenpulver	20 g
Muskatnusspulver	15 g
Gewürznelkenpulver	10 g
Steinbrechkrautpulver	5 g

Zum Frühstück eine Scheibe Brot mit Quittenmarmelade bestreichen und 1 Teelöffel der Kräutermischung aufstreuen; kräftig durchkauen.
Bei plötzlichen Rheuma- und Gichtattacken kann man auch dreimal täglich 1 Teelöffel des Pulvers pur im Mund einspeicheln und zerkauen.

2.24 Salbe gegen Bronchitis und Verschleimung

Olivenöl	125 ml
Kernseife	70 g
Hühnerschmalz	140 g
Eutra- bzw. Melkfett	140 g
Saft von 6 Zwiebeln	

Die Zutaten in einem Topf leicht kochen lassen, bis alles geschmolzen ist. Anschließend die Salbe in einen Tiegel geben. Zweimal täglich auf die Brust und zwischen die Schulterblätter streichen und gut einmassieren.

2.25 Schleimlösendes Hustenmittel

Ysop	30 g
Bertramkraut oder -wurzel	30 g
Süßholzwurzel	60 g
Feigen	350 g

Die Feigen klein schneiden und mit den Kräutern in einen Topf geben. Mit 3 Litern Wasser auf ein Drittel einkochen. Nach dem Abseihen morgens und abends 1 Schnapsgläschen des Mittels trinken, bis die Symptome abgeklungen sind.

2.26 Schuppenflechte (Psoriasis)

Vollbad mit 1 Handvoll einfacher Schmierseife (die man ansonsten zur Bodenreinigung verwendet):
Die Kopfhaut über Nacht mit 3-prozentigem Salicylöl (aus der Apotheke) einmassieren und eine Bade- oder Duschhaube aufsetzen. Am Morgen die Haare mit einem Ichtocatminbad waschen.

Osteopathische Einrichtungen:
Die Subluxation (unvollständige Ausrenkung) der rechten Seite beim 6. und 7. Brustwirbel und dann den 3. Halswirbel sowie 9. Brustwirbel korrigieren und weiter bis zur Lendenwirbelsäule mit der Korrektur fortfahren. Empfohlen sind 12 Behandlungen (3 Wochen 2x wöchentlich, dann in immer größeren Abständen).
Wenn die ersten 6 Behandlungen erfolgt sind – nicht früher! –, mit folgender Mischung (aus der Apotheke) beginnen, und zwar jeden Morgen 1 Teelöffel entweder in Wasser oder trocken auf der Zunge:

1 Esslöffel Schwefel
1 Esslöffel Seignettesalz (Natrium-Kalium-Salz der Weinsäure)
1 Esslöffel Weinstein (Kaliumbitartrat $KHC_4H_4O_6$)
Alles gut vermischen.

1 Handvoll zerkleinerter Birkenrinden in eine Tasse mit etwas Wasser und 1 Prise Salz geben und umrühren. Die Paste dreimal täglich an den betroffenen Hautstellen einmassieren.

Vermeiden: Fett, Backwaren und Zucker.
Empfohlen: Viel Gemüse und Obst; Homöopathie: Graphites D6 und Sulfur D6 im Wechsel 2x1.

2.27 Speiseplan bei Durchfall

Verboten für die Dauer der Erkrankung oder bei Neigung zu dünnen Stuhlgängen:
- Vor allem Milch und sämtliche Milchprodukte wie Käse, Quark, Sahne (Butter ist später in beschränkter Menge erlaubt)
- Essig
- Geröstetes und Gebratenes; Pikantes (Senf, Paprika)
- Grobes Gemüse: Lauch, Gurken, Sauerkraut, Wirsing, Weißkraut
- Kalte Speisen und Getränke
- Kartoffeln, Kartoffelpüree
- Rind-/Ochsenfleisch, Konserven, Wurstwaren
- Rohkost, Salate, rohes Obst
- Saucenspeisen, fette Nahrung in jeder Form
- Schwarzbrot, Gersten- und Mehrfruchtbrot, Schrotbrot, frisches Hefegebäck
- Wasser, Mineralwasser
- Zucker, Zuckerwaren, Marmelade

Erlaubt:
- Altes Hefegebäck
- Apfel (bitte nur mit Brot essen!)
- Apfelkompott (nicht Apfelmus), gekocht; nicht ganz frischer Apfelkuchen
- Brombeeren
- Brotsuppe

- Dinkelgrieß, Dinkelmehl und das daraus Zubereitete (Spätzle, Nudeln, Knödel etc.)
- Fenchelgemüse
- Fencheltee, Schwarztee, abgekochtes Wasser
- Haferflocken
- Himbeeren, gekocht
- Huhn und Hühnersuppe
- Kalbfleisch und Leber, gedünstet; Hammel- und Ziegenfleisch sowie gekochten Hecht
- Kartoffelsalat (kleine Portion!)
- Kirschen
- Kopfsalat
- Schwarzwurzelgemüse
- Selleriesalat
- Spargel
- Tomatenspeisen
- Wein (gewärmt), Rotwein
- Weißbrot
- Zwieback

2.28 Stirnhöhlenentzündung sowie Schnupfen

2 hart gekochte, noch heiße Eier in ein Taschentuch wickeln und an beide Nasenflügel halten, bis die Eier abkühlen (ca. 15 Minuten).

Leberwickel: Die rechte Seite des Oberkörpers mit Rizinusöl einreiben und mit Frischhaltefolie, Handtuch und Wärmflasche bedecken. 2 bis 3 Stunden einwirken lassen.

2.29 Verdauungsbeschwerden – Magen-Darm-Leiden

Fenchelsamen	16 g
Galgantpulver	8 g
Diptampulver	4 g
Habichtskrautpulver	2 g

Alles miteinander mischen und 2 bis 3 Messerspitzen in ein Schnapsgläschen mit warmem Wein geben. Nach dem Mittagessen trinken.

3. Nährstofflieferanten

3.1 Die besten Nährstofflieferanten

Ananas: **Bromelain** verbessert die Durchblutung, reguliert erhöhten Blutdruck und aktiviert die Eiweißverdauung. Ananas ist reich an **Vitamin E, B1** und **B3, Kalium, Magnesium** und **Eisen.**

Apfel: Reichlich **Kalium** ist unerlässlich für den Wasserhaushalt, die Nierenfunktion und die Muskeltätigkeit. **Pektin** senkt den Cholesterinspiegel. Äpfel am besten mit Schale essen.

Aubergine: **Bitterstoffe** wirken entspannend und entkrampfend.

Avocado: Ist sehr reich an den **Vitaminen A, C** und **E** (Krebsschutz) sowie an **Kalium** und **Kalzium, Folsäure** und **Pantothensäure.**

Banane: **Frucht-** und **Traubenzucker** liefern dem Körper schnell Energie. Enthält viel **Magnesium;** das beugt Muskelkrämpfen vor, ist gut für Sportler.

Birne: Leicht verdauliche **Kohlenhydrate** sättigen und bringen Energie.

Blumenkohl: Reich an **B-Vitaminen** und **Vitamin C.** Gut für empfindlichen Magen. Gute **Pantothensäure**-Quelle. Regelt wichtige Stoffwechselvorgänge.

Brombeere:	Sie sind reich an **Farbstoffen,** welche die Gefäße kräftigen, und an krebshemmender **Phenolsäure.** Nerven- und knochenstärkend durch **Kalzium,** blutbildend dank **Eisen** und **Kupfer,** entwässernd durch **Kalium.**
Champignon:	Viel **Niacin;** hilft bei Schlaflosigkeit, Erschöpfung und Depressionen.
Chicoree:	Hoher Anteil an **Vitaminen** der **B**-Gruppe und **Vitamin C. Inulin** und **Kalium** regen Verdauung und Stoffwechsel an.
Chinakohl:	Reichlich **Vitamin C** und **Vitamin B,** hoher Anteil an hochwertigen **Aminosäuren.**
Eisbergsalat:	**Basenlieferant** als Ausgleich zu fleischreicher Ernährung.
Endiviensalat:	Hoher **Folsäure**-Gehalt, wichtig für die Bildung roter Blutkörperchen.
Feldsalat:	Wertvoller **Vitamin-A**-Lieferant. Gut für Augen und Haut.
Fenchel:	Enthält viele **ätherische Öle.** Sie schützen vor Atemwegserkrankungen. **Betacarotin, Vitamine B1, B2, C,** reichlich **Eisen, Kalium, Kalzium** und **Phosphor.**
Frühlingszwiebel:	Ihr **Zink** stärkt die Gefäßwände und das Bindegewebe; **Eisen** ist wichtig für die Bildung der roten Blutkörperchen und kurbelt damit den Sauerstofftransport in die Zellen an. **Selen** schützt vor Krebserkrankungen.

Grapefruit:	Die enthaltene **Folsäure** fördert das Wachstum und die Bildung roter Blutkörperchen. **Betacarotin**, sechs **B-Vitamine, Vitamin C**, 7,4 % **Kohlenhydrate**, besonders viel **Kalium** und **Eisen**.
Heidelbeere:	Wegen des **Gerbstoffgehaltes** gelten sie als Hausmittel gegen Durchfall. Außerdem sind sie reich an den **Abwehrvitaminen C** und **Betacarotin**. Ihr Farbstoff **Myrtillin** hält die Blutgefäße in Gehirn und Augen elastisch.
Himbeere:	Sie enthalten viel **Vitamin C** für die Abwehrkräfte. Ihr **Vitamin-A**-Anteil hilft gegen Sehstörungen und dient als Krebsschutz. Als gute **Biotinspender** halten sie die Darmflora gesund und sorgen für schöne Haare.
Johannisbeere:	Für die Nerven spenden sie **Niacin**, als Schutz vor schädlichen Umweltgiften **Vitamin A**. Das günstige Mineralstoffverhältnis schützt das Herz und entwässert. Schon 50 Gramm decken den täglichen **Vitamin-C**-Bedarf.
Kaki:	**Vitamin A** wirkt gegen Nachtblindheit und hilft beim Heilen vieler Augenkrankheiten.
Kartoffel:	Jede Menge **Vitamin B1** regelt den Kohlenhydratstoffwechsel.
Kirsche:	**Kalium, Kalzium, Eisen** sowie **Vitamine B** und **C** sind auch wichtig für Kinder.
Kiwi:	Viel **Vitamin C** beugt Erkältungen und grippalen Infekten vor und stärkt das Bindegewebe. Enthält **Gerbsäure** und das eiweißspaltende Enzym **Actinidin**, besonders viel **Kalium** und **Niacin**.

Kohlsprossen: Die Aminosäure **Methionin** sorgt für gesteigerte Leistungsfähigkeit und Energie.

Mandarine: **Vitamin C** stärkt das Immunsystem und verhindert so Infekte.

Meerrettich: Die **Senföle** haben eine starke antibakterielle und krebshemmende Wirkung.

Mirabelle: **Fruchtsäuren** fördern die Sekretion der Speicheldrüsen. Roh essen!

Nektarine: **Betacarotin** schützt vor schädlichen Sonnenstrahlen.

Orange: **Biotin** lindert Ekzeme und Hautausschläge und sorgt für volles, kräftiges Haar. Reich an **Vitamin C** (150 Gramm decken den täglichen Bedarf), viel **Betacarotin, Kalium, Magnesium, Eisen** und **Phosphor.**

Paprika: **Capsaicin** dichtet die Gefäße ab und fördert die Durchblutung.

Pfirsich: **Bioflavone** sind Krebsschutzstoffe. **Zink** fördert die Spermienproduktion.

Quitte: Vor allem **Vitamin C, Folsäure,** die Mineralstoffe **Kalium, Kalzium, Magnesium, Phosphor** und **Eisen** sowie reichlich **Pektin.**

Radicchio: **Flavonoide** schützen vor Oxidation und senken den Kalorienspiegel.

Radieschen: Die enthaltenen **Ballaststoffe** sorgen für gute Verdauung und lange Sättigung.

Rote Zwiebel: Sie wirkt **antiseptisch,** schützt vor Bakterien und Pilzen und baut eine gesunde Darmflora auf. Ihre **Öle** (Zwiebel auskochen und löffelweise einnehmen) dringen in die feinsten Haargefäße der Lungen und Bronchien, lösen Schleim und erleichtern das Abhusten.

Schwarzwurzel: Neben den **Vitaminen A, B1** bis **B3, C** und **E** stecken in dem Wintergemüse viel **Kalium, Magnesium** und **Kalzium** sowie **Eisen.** Reichlich **Eisen** ist wichtig für die Blutbildung und das Reifen der Blutkörperchen.

Sellerie: Von besonderer Bedeutung sind die **Bitterstoffe** und die **insulinähnlichen Hormone** sowie antibakteriell wirkende **ätherische Öle.**

Stachelbeere: 150 Gramm decken den Tagesbedarf an **Vitamin C. Kalium** stärkt die Knochen.

Staudensellerie: **Insulinähnliche Hormone** regen Stoffwechsel und Verdauung an.

Walnuss: Reichlich **Fluor** erhöht die Stabilität von Knochen und Zähnen.

Weintraube: Mit viel **Kalium** regulieren sie einen zu hohen Blutdruck.

Weißkraut: Viel **Vitamin B** vertreibt innere Unruhe, Nervosität und sorgt für einen ruhigen Schlaf.

Wirsingkohl: Enthält die **Vitamine A, B** und vor allem **C.** Reich an **Eisen** und **Phosphor.**

Zucchini:	**Selen** und **Vitamin C** stärken das Autoimmunsystem.
Zwiebel:	Ihre **Senföle** regen alle inneren Schleimhäute und die Verdauungsdrüsen an. Sie verbessern den Appetit, steigern die Magen- und Darmfunktion, unterstützen Leber und Bauchspeicheldrüse.

3.2   Kalorienarme Sattmacher für den Hunger zwischendurch

Diese Lebensmittel liefern Energie und belasten den Körper nicht mit unnötigen Kalorien.

Apfel:	Ein Apfel mit Schale hat lediglich **70 Kalorien.** In dieser Handvoll Gesundheit stecken mehr als 300 wertvolle Biostoffe, darunter organische Säuren, die unseren Körper entgiften.
Banane:	100 Gramm enthalten **92 Kalorien.** Ausgereift liefert die Banane Frucht- und Traubenzucker, aber kaum Stärke. Sie fängt ein Leistungstief relativ schnell auf.
Gurke (Salatgurke):	Sie hat gerade mal **13 Kalorien** pro 100 Gramm und ist deshalb optimal für eine Diät. Reichlich Kalium sowie Magnesium wirken entwässernd und helfen so dem Organismus, Schadstoffe auszuschwemmen.
Kiwi:	Die Vitamin-C-Bombe enthält **51 Kalorien** pro 100 Gramm und deckt den täglichen Bedarf des Vitalstoffes gleich dreifach.
Knäckebrot:	Mit leichtem Brotaufstrich ein hervorragender Imbiss. Eine Scheibe liefert für die Verdauung wichtige Ballaststoffe mit nur **35 Kalorien** pro 14,6 Gramm.

Melone:	Pro 100 Gramm bringen Honigmelonen **21 Kalorien,** Wassermelonen sogar nur **12 Kalorien.** Durch den hohen Wasseranteil von 95 Prozent ersetzen die Früchte gleichzeitig ein Erfrischungsgetränk.
Orange:	Eine mittelgroße Orange hat ca. **40 Kalorien.** Das weiße Fleisch unter der Schale enthält Bioflavonoide, die wichtig fürs Gewebe sind.
Radieschen:	In 100 Gramm stecken **14 Kalorien.** Senföle schützen vor Erkältungen, fördern die Verdauung und die Schleimbildung.
Säfte:	Gemüsesäfte enthalten pro 100 Milliliter nur **15** bis **20 Kalorien,** Fruchtsäfte ca. **50 Kalorien.** Beide stillen Hunger und Durst und beleben den Kreislauf.
Tomate:	Eine mittelgroße Tomate hat ca. **13 Kalorien.** Die roten Früchte helfen der Leber bei der Entschlackung des Körpers; bei Stress wirken sie psychisch belebend und machen munter und optimistisch.
Trauben:	100 Gramm Trauben liefern nur **70 Kalorien.** Die Früchte sind besonders reich an Traubenzucker, der direkt ins Blut geht. Das ist überall dort wichtig, wo schnell körperliche und geistige Energie gefragt ist, besonders in Stresssituationen. Die Bioflavonoide der Trauben schützen vor Krebs.

4. Krankenkost

4.1 Krankenkost bei Hautausschlag und Flechten aller Art

Erlaubt:
Kartoffeln, Haferflocken, gekochtes oder rohes Obst. Alle Speisen nur mit guter Butter zubereiten und möglichst viel Milch trinken. Die Kost darf nicht zu eiweißreich sein.

Verboten:
Fleischspeisen, Saucen, essigsaure Speisen, scharfe Gewürze. Man meide auch Süßigkeiten, Zucker und nehme nur wenig Flüssigkeit zu sich.

4.2 Krankenkost bei Leberleiden

Erlaubt:
Magere Fleischgerichte von jungen Rindern, Mehlspeisen (aber nicht zu oft), Buttermilch, nur Magermilch, Käse, Obst mit Brot, Hafer-, Grieß- und Weizenflockenspeisen; besonders empfehlenswert sind frische Eier, roh oder weich gekocht, und Dörrzwetschgen.

Verboten:
Alle sehr fetthaltigen Speisen, besonders Schweinefleisch und fetter Gänsebraten; Vollmilch ist streng zu meiden, ebenso Bohnenkaffee, alle Backwaren und Süßigkeiten; Zuckergenuss ist untersagt, ferner Alkohol in jeder Form.

5.   Honigkur

Über die Heilwirkung des Bienenhonigs

Neben dem süßen Wohlgeschmack verfügt Honig über eine bedeutende Heilwirkung, denn er wirkt lösend, reinigend, wundheilend und sehr stärkend. Unser Blut enthält 0,1 Prozent Traubenzucker. Beim Honiggenuss wird der Traubenzucker des Honigs direkt vom Blut aufgenommen.

Wir können einen direkten und indirekten Effekt des Honigs auf unseren Organismus feststellen: Die direkte Wirkung tritt überall dort ein, wo Honig mit dem erkrankten Körperteil in unmittelbare Berührung kommt, zum Beispiel durch Auflage auf eine Wunde oder ein Geschwür bzw. durch Aufnahme in den Magen. Diese Wirkung ist eine bakterientötende und somit reinigende, da durch die im Honig enthaltene Ameisensäure die vorhandenen schädlichen Pilze vernichtet werden.

Die indirekte Wirkung des Honigs besteht wiederum darin, dass er neben der direkten Einwirkung auf den Krankheitserreger diesen zusätzlich indirekt bekämpft. Dies geschieht dadurch, dass der Honig den erkrankten Körper stärkt und ihn dadurch widerstandsfähiger macht.

Honig ist nicht nur sehr nahrhaft, sondern auch leicht verdaulich; er wirkt blutbildend und fördert den normalen Stuhlgang. Die Sprichwörter, dass ein Bienenstock zehn Ärzte vertreibt oder dass eine Bienenhütte zwei Dutzend Ärzte brotlos macht, kennzeichnen die Heilwirkung des Honigs besser, als es weitere langatmige Abhandlungen über dieses Thema zuwege bringen.

Die Honigkur

Die Honigkur ist eine hervorragende Therapie und hat schon in vielen Fällen geholfen, bei denen jedes andere Mittel versagte. Die folgenden Hinweise sind genauestens zu befolgen:

10 Wochen lang dreimal täglich – und zwar 1 Stunde vor dem Frühstück, vor dem Mittagessen und 1 Stunde nach dem Abendessen – schluckweise ½ Tasse Kräutertee (½ Teelöffel Kamille und Schafgarbe zu gleichen Teilen) mit folgender Honigbeigabe trinken:

1. Woche	3x täglich je ½ Teelöffel Honig
2. Woche	3x täglich je 1 Teelöffel Honig
3. Woche	3x täglich je 1½ Teelöffel Honig
4.–7. Woche	3x täglich je 2 Teelöffel Honig
8. Woche	3x täglich je 1½ Teelöffel Honig
9. Woche	3x täglich je 1 Teelöffel Honig
10. Woche	3x täglich je ½ Teelöffel Honig

Die Honigbeigabe erfolgt erst, wenn der Kräutertee trinkreif, also nicht mehr zu heiß ist!

Man bereitet am besten bereits morgens die ganze Tagesration mit den entsprechenden Honigbeigaben, trinke die morgendliche Ration und hebe die restlichen zwei Portionen für Mittag und Abend in einer Thermoskanne auf. Die Kur kann bei Bedarf nach einer Pause von 3 Wochen wiederholt werden, bis eine wesentliche Besserung des Gesamtbefindens von nachhaltiger Wirkung eingetreten ist. Während der Kur sind jeglicher Alkohol sowie Russischer Tee zu meiden, desgleichen alle kohlensäurehaltigen Getränke. Das Rauchen soll während dieser Kur gänzlich eingestellt werden! Eine gewisse Diät ist ebenfalls zu empfehlen: leicht verdauliche Speisen, kein Schweinefleisch, viel frisches Gemüse, Quarkspeisen, keine scharfen Gewürze, wenig Salz (möglichst nur Meersalz).

6. Gesundheitsbewusste Ernährung

6.1   Fettgehalt von Nahrungsmitteln

Der Fettgehalt ist in Gramm angegeben. Er bezieht sich jeweils auf 100 Gramm bzw. 100 Milliliter der Lebensmittel.

Milchprodukte	Fett (g)	kcal
Molke	0,2	24
Magerquark	0,3	73
Buttermilch	0,5	35
Milch, 1,5 %	1,5	47
Dickmilch, fettarm	2,0	9
Körniger Frischkäse	2,9	81
Dickmilch, 3,5 %	3,5	61
Joghurt, 3,5 %	3,5	61
Milch, 3,5 %	3,5	64
Camembert, 30 % Fett	12,8	206
Butterkäse, 30 % Fett	15,4	244
Edamer, 30 % Fett	16,0	253
Gouda, 48 % Fett	28,0	343
Edamer, 45 % Fett	28,3	354
Edelpilzkäse, 60 % Fett	31,9	428
Crème fraîche	40,0	378
Bavaria blue, 70 % Fett	40,0	413

Gemüse	Fett (g)	kcal
Artischocke	0,1	22
Rhabarber	0,1	13
Kartoffeln	0,1	70
Spargel	0,1	18
Kopfsalat	0,2	12
Blumenkohl	0,3	22

	Fett (g)	kcal
Chinakohl	0,3	12
Erbsen	0,5	70
Gartenkresse	0,7	33
Grünkohl	0,9	37
Zuckermais	1,2	86
Linsen getr.	1,4	315
Bohnen getr.	1,4	290
Pfifferlinge getr.	2,2	93
Steinpilze getr.	3,2	124
Oliven, grün	13,3	133
Oliven, schwarz	35,8	351

Fisch & Meeresfrüchte	**Fett (g)**	**kcal**
Flusskrebs	0,5	65
Kabeljau	0,6	75
Schellfisch	0,6	77
Seelachs	0,6	80
Zander	0,7	83
Tintenfisch	0,8	68
Hecht	0,9	82
Languste	1,1	84
Auster	1,2	66
Seezunge	1,4	83
Steinbutt	1,7	82
Hummer	1,9	81
Heilbutt	2,3	101
Forelle	2,7	102
Makrele	9,6	180
Lachs	13,6	202
Hering	14,9	193
Thunfisch	15,5	226
Aal	24,5	281

Obst	Fett (g)	kcal
Marille	0,1	43
Honigmelone	0,1	54
Papaya	0,1	13
Mirabelle	0,2	67
Mandarine	0,2	42
Banane	0,2	94
Kaki	0,3	72
Kirsche	0,3	63
Mango	0,5	59
Apfel	0,6	54
Heidelbeere	0,6	37
Kaktusfeige	0,7	38
Banane getr.	0,8	326
Brombeere	1,0	44
Feige getr.	1,3	247
Apfel getr.	1,6	255
Birne getr.	1,8	213

Fleisch & Geflügel	Fett (g)	kcal
Putenbrustfilet	1,0	105
Rehkeule	1,3	97
Kalbsfilet	1,4	95
Kalbshaxe	1,6	98
Kalbsschnitzel	1,8	99
Schweinefilet	2,0	104
Rinderleber	2,1	121
Rinderroulade	3,0	112
Lammfilet	3,4	112
Rehrücken	3,6	122
Rinderfilet	4,0	121
Roastbeef	4,5	130
Schweineleber	4,5	124
Kaninchen	7,6	152

	Fett (g)	kcal
Hähnchen	9,6	166
Schweineschopf	13,8	191
Ente	17,2	227
Lammkeule	18,0	234

Körner, Getreide & Brot	Fett (g)	kcal
Roggenbrot	1,0	217
Weißbrot	1,2	233
Knäckebrot	1,5	318
Mehrkornbrot	1,6	216
Buchweizenmehl	1,7	338
Laugenbrezel	1,8	226
Brötchen	1,9	272
Gerste	2,1	315
Maismehl	2,8	329
Hirse	3,9	354
Toastbrot	4,5	260
Weizenkleie	4,7	174
Hafergrütze	5,8	387
Haferflocken	8,0	354
Weizenkeime	9,2	312
Roggenkeime	11,2	400

Fertiggerichte	Fett (g)	kcal
Ravioli	2,0	90
Germknödel	5,0	285
Erbseneintopf	3,0	107
Hühnernudeltopf	3,0	67
Linseneintopf	3,0	83
Hühnerrisotto	3,0	62
Nasi Goreng	4,0	160
Bami Goreng	5,0	129
Lasagne	6,0	146

	Fett (g)	kcal
Maultaschen	9,0	221
Salami-Pizza	9,0	245
Pizza Bolognese	12,0	256
Königsberger Klopse	12,0	164
Käse-Nudeltopf	14,0	249
Spaghetti Bolognese	15,0	371
Cannelloni Napoli	18,0	382
Fleischsalat	26,0	254

Süßes, Salziges & Kuchen	Fett (g)	kcal
Russisch Brot	1,0	388
Cornflakes	1,0	356
Gummibärchen	1,0	328
Löffelbiskuits	5,0	407
Obstboden	5,0	349
Hefegebäck	6,6	249
Früchtebrot	8,6	289
Butterkuchen	16,8	366
Müslikekse	19,0	443
Makronen	24,0	376
Marzipan	24,9	453
Erdnussflips	28,0	520
Nusskuchen	29,1	436
Schokolade	30,0	526
Schokowaffeln	32,0	526
Blätterteig	35,0	375
Kartoffelchips	39,0	593
Erdnusscreme	52,0	630

6.2 Die gute Küche

6.2.1 Die Schönmacher

Fältchen, ade! Nahrhaftes, das prall gefüllt ist mit wertvollen Stoffen, die Haare, Haut und Nägel wieder in absolute Topform bringen.
Kirschen bilden einen idealen Zellschutz; ihr Kalium unterstützt die Entwässerung.
Reichlich Vitamin E im Weizenkeimöl sorgt für glatte Haut.
Petersilie steckt voller Vitamin C und spendet uns reichlich Kalium.
Aminosäuren, Vitamine und Spurenelemente – im Hafer ist alles drin.
Zander enthält hochwertiges Eiweiß und Vitamin D, ist dabei aber sehr fettarm.
Kartoffeln sind richtige „Kaliumbomben"; das Mineral stärkt die Zellen.

6.2.2 Die Fitmacher

Der Mix macht's – je ausgewogener die Ernährung mit diesen frischen Lebensmitteln ist, desto runder funktionieren das Herz und der Kreislauf.
Bioflavonoide in der Paprika transportieren Sauerstoff in die Gefäße.
Der Farbstoff in blauen Weintrauben kräftigt Venen und Durchblutung.
Nüsse, vor allem Erdnüsse, enthalten die lebensnotwendige Linolsäure.
Aprikosen (Marillen) bieten eine geballte herzschützende Ladung an Betacarotin.
Olivenöl ist reich an ungesättigten Fettsäuren, Rapsöl an Omega-3-Fettsäuren.
Grüne Salate versorgen uns mit vielen wichtigen Antioxidantien.

6.2.3 Die Starkmacher

Damit der Körper Krankheiten abwehrt, braucht er ein starkes Immunsystem – mit diesen Obst- und Gemüsesorten lässt es sich aufbauen:
Eine Orange – und der Tagesbedarf am Allround-Vitamin C ist gedeckt.

Carotin, Kalzium und eine Riesenportion Vitamin C stecken in Brokkoli.
Karotten schenken uns Bioflavonoide, Folsäure, Eisen und Betacarotin.
Fitmacher Zucchini – eine Kombination aus Betacarotin, Selen, Eisen und
Kalium.
Tomaten enthalten Carotinoide und Lycopin, die vor Krebs schützen.
Der hohe Vitamin-C-Gehalt im Apfel senkt unter anderem den Blutdruck.

6.2.4 Die Schlankmacher

Diese Lebensmittel kurbeln die Verdauung an und unterstützen somit auch
wirkungsvoll den Kampf gegen überflüssige Pfunde:
Chilis sind scharf und verdauungsfördernd, da sie Capsaicin enthalten.
Artischocken unterstützen die Gallen- und Leberfunktion sowie die Ver-
dauung.
Die ätherischen Öle und Harze im Ingwer bringen den Magen auf Trab.
Spargel hat sehr wenig Kalorien, enthält aber sehr viele wirksame Bio-
stoffe.
Das Enzym Bromelin in der Ananas verbessert die Aufnahme von Nähr-
stoffen.
Zwiebeln senken den Cholesterinspiegel; ätherische Öle fördern die Ver-
dauung.

7. Homöopathie

Homöopathische Anregungen und Tipps:

7.1 Abmagerung

Abrotanum D2 – 3
Bei nicht ausgeheilter Grippe bei Kindern, mit allgemeiner Schwäche.

7.2 Augenleiden

Belladonna D3 – 6
Bei Binde-, Regenbogen- oder Hornhautentzündung, zu Beginn.

7.3 Blähungen

Lycopodium D3 – 6
Mit Verstopfung, geruchlosen Winden; keine Besserung durch Aufstoßen.

7.4 Erbrechen

Ipecacuanha D4: Nach Magenüberladung, Erbrechen von Galle und Schleim.
Nux vomica D4: Bei Völlegefühl, saurem Aufstoßen, Alkoholmissbrauch.
Kreosotum D4: Bei Erbrechen unverdauter Speisen 3 bis 4 Stunden nach dem Essen.

7.5 Erkältungen

Aconitum D3 – 6: Mit Fieber, trockener geröteter Haut, heißem Gesicht.

Belladonna D3–6: Glänzende Augen, Blutandrang zum Kopf und Reizbarkeit.
Dulcamara D3–4: Nach Durchnässung, Erkrankung aller Schleimhäute.

7.6 Ermüdung

Arnica D3: Nach Überanstrengung.
Coffea D4: Nach langem Marsch bei heißem Wetter.

7.7 Furunkel

Belladonna D30: Bei ersten Anzeichen.
Echinacea Urtinktur-D1: Vorbeugung gegen Blutvergiftung.

7.8 Gelenksentzündung

1. Woche: Aconitum D4 mit Bryonia D3 im Wechsel zweistündlich 1 Gabe.
2. Woche: Bryonia D3 mit Sulfur D12 je 2 Gaben täglich im Wechsel.
3. Woche: Sulfur D12 mit Kalium carbonicum D6 je 2 Gaben im Wechsel.
4. Woche: Arsenicum jodatum D4 mit Silicea D30 je 2 Gaben im Wechsel.
Außerdem Tuberkulinum D200 2x3 Tropfen in der Woche.
5. Woche: Silicea D30 mit Arsenicum jodatum D6 je 1 Gabe im Wechsel.

Hinweis: 1 Gabe sind entweder 5 Globuli oder 5 Tropfen oder 1 Tablette.

7.9 Gelenksrheuma

Aconitum D3–6: Infolge Erkältung, Fieber, heißer Haut, Gelenkschwellung.
Bryonia D3: Starke Schmerzen in der Bewegung, dumpfer Kopfschmerz, heiße Gelenke mit geröteter Haut, Besserung durch Wärme.

Dulcamara D2 – 3: Nach Erkältung und Durchnässung; Nackensteifheit; der Urin riecht.

Arnica D3 – 6: Überanstrengung, Verrenkungsschmerz, Zerschlagenheitsgefühl.

7.10 Gicht

Belladonna D3: Zu Beginn bei Blutandrang zum Kopf; das Gesicht rötet sich, die Halsschlagader klopft; Schwitzen bringt keine Erleichterung.

7.11 Grippe

Aconitum D3 – 6: Bei Beginn mit hohem Fieber, trockener Haut, gerötetem Gesicht, Kopfschmerzen, großer Unruhe, raschem Pulsschlag.

7.12 Hämorrhoiden

Aesculus Urtinktur-D3: Zur Venenstärkung bei Gefäßwandschwäche.

Hamamelis Urtinktur-D2: Blutungsneigung, Rückenschmerzen.

7.13 Harngrieß

Lycopodium D30: Harn ist trübe, übel riechend, mit rotem Sand und Grieß; Blähungen; Schweiß riecht nach Zwiebel.

7.14 Heiserkeit

Ipecacuanha D6 – 30: Nach Erkältung, ohne Husten und Halsschmerzen.

7.15 Herzkrankheiten

Aconitum D3 – 30: Bei Herzklopfen nach seelischer oder nervlicher Belastung.
Coffea D30 – 200: Nach Schreck, Freude mit Zittern und Schlaflosigkeit.
Pulsatilla D3 – 10: Für blutarme Mädchen in der Entwicklung.

7.16 Heuschnupfen

Aralia racemosa D3: Die Nasenabsonderungen sind wässrig.
Allium cepa D3 – 7: Mit Tränenfluss; wird ärger im warmen Zimmer.
Sabadilla D3: Trockenheit der Nase, geschwollene Augen, lichtscheu.

7.17 Hexenschuss

Rhus toxicodendron D3 – 30: Nach Durchnässung; der Rücken ist wie lahm, die Schmerzen sind ziehend, Schmerzen auch in der Bewegung.
Bryonia Urtinktur-D2: Verschlimmerung durch die kleinste Bewegung.
Arnica D3: Nach Überanstrengung; Bewegung verschlimmert.
Ginseng D1: Bei Rückensteifheit und allgemeiner Schwäche.
Dulcamara D4: Nach Erkältung bei starken Lendenschmerzen.
Cimicifuga D1 – 3: Mit Schmerzen in den langen Rückenmuskeln; die Wirbelsäule versteift sich; wird durch Bewegung besser.

7.18 Husten

Aralia racemosa D3: Krampfhusten kurz nach dem Zubettgehen.

7.19 Impotenz

Conium D6 – 30: Bei Rückenmarkleiden, Samenerguss bei geringstem Anlass, schlaffem Glied, Zittrigkeit und Schwäche.
Damiana Urtinktur: Zur Kräftigung der Liebeskraft bei mangelndem Geschlechtstrieb.

7.20 Krampfadern

Aesculus Urtinktur-D2: Venenstauung mit Kribbeln und Taubheitsgefühl der Haut.

8. Medizinalkekse

8.1 Universalrezept für Medizinalkekse (Grundteig)

80 bis 100 Gramm der angegebenen Heilkräutermischung mit 400 bis 500 Gramm Mehl mischen, etwas Salz und Zucker (nicht bei Durchfall!) dazugeben. Alles mit 5 Eiern (oder nur Eidottern) und möglichst wenig Wasser zu einem geschmeidigen Teig kneten. Auf Wunsch kann Backpulver in die Trockenmasse gemischt werden. Bei 100 °C backen.

Für die folgenden Kekse den Grundteig wie oben angegeben herstellen und die pulverisierte Kräutermischung unterkneten:

8.2 Abführkekse

Sennesblätterpulver	40 g
Pfefferminzpulver	15 g
Anispulver	15 g
Käsepappelpulver	10 g

Im Akutfall täglich einige dieser Kekse essen.

8.3 Gedächtnisstärkende Kekse

Zimtrindenpulver	50 g
Rosmarinpulver	20 g
Muskatnusspulver	10 g
Matepulver	10 g
Gewürznelkenpulver	10 g

Durch die zentral durchblutungsfördernden Eigenschaften kommt es zu einer Gedächtnisverbesserung. Auch für Schulkinder vor Prüfungen geeignet.

8.4 Nervenstärkende Kekse

Baldrianwurzelpulver	50 g
Hopfenpulver	20 g
Johanniskrautpulver	20 g
Melissenpulver	10 g
Borretschpulver	10 g

Diese Kekse tun den Nerven sehr gut, es kommt zu einer ausgeglichenen Stimmungslage.

9. Wein

Petersilie-Honig-Wein

10 Stängel frische Petersilie mitsamt den Blättern in 1 Liter Kabinettwein 5 Minuten lang aufkochen, anschließend 80 bis 150 Gramm Honig und 2 Esslöffel Weinessig hinzugeben und weitere 5 Minuten kochen. (Nur durch Siedehitze entsteht aus Petersilie und Honig die wirksame Herzglykosidverbindung.) Der Herzwein wird abgeschäumt, abgesiebt und in eine sterile Flasche abgefüllt. Dreimal täglich 1 Likörglas des Weines nach dem Essen trinken.

Der Petersilie-Honig-Wein kann noch verstärkt werden, indem man eine Petersilienwurzel mitkocht. Dadurch erreicht man eine stärkere Entwässerung.
Zusätzlich kann man dem Petersilie-Honig-Wein 25 bis 30 Tropfen Weißdorntropfen (Crataegus-Urtinktur) hinzufügen, wodurch eine stärkere Durchblutung des Herzmuskels und eine Kräftigung des Herzens bewirkt wird.

Hinweis: Für Diabetiker nimmt man nur 80 Gramm Honig pro Liter.

Das Buch „Naturheilmethoden für den Hausgebrauch" mit DVD ist erhältlich zum Preis von 25,– Euro (inklusive Porto).

Wenn Sie Fragen haben, wenden Sie sich bitte an mich:

Hans Lackner HP
Massagefachinstitut
Biosanierung
A-5061 Elsbethen
Halleinerlandesstr. 49
Austria
Tel.: 0043-662-629694
Fax: 0043-662-621441
E-Mail: hans.lackner.hp@elsnet.at